ATTACCHI DI PANICO

Allevia l'ansia e le tue fobie grazie alla Terapia Cognitivo Comportamentale (TCC)

Anna Di Martino

SOMMARIO

CAPITOLO 1

ATTACCO DI PANICO: DEFINIZIONE, SINTOMI E CARATTERISTICHE

La parola panico deriva dal dio greco Pan che secondo la leggenda appariva all'improvviso e spaventava le persone e poi scompariva nel nulla.

Un attacco di panico è un episodio improvviso d'intensa paura che innesca gravi reazioni fisiche, psicologiche ed emotive, e avviene anche quando non c'è un pericolo reale o una causa apparente; esso è caratterizzato da un'ansia molto intensa, tachicardia, fiato corto e può presentarsi in qualsiasi momento e spesso è associato a periodi di forte stress e stanchezza.

Gli attacchi di panico possono colpire in qualsiasi momento e senza alcun preavviso: quando sei in treno, al centro commerciale, nel mezzo di una riunione di lavoro, quando sei ad una festa, ogni momento potrebbe essere idoneo per l'arrivo di un attacco di panico.

Un attacco di panico può essere un evento occasionale, sebbene molte persone sperimentino episodi ripetuti. Se sono ricorrenti sono spesso innescati da una situazione specifica, come attraversare un ponte o parlare in pubblico, soprattutto se quella situazione ha causato un attacco di panico in precedenza.

Di solito, la situazione che induce al panico è quella in cui ti senti in pericolo e incapace di scappare, innescando la risposta di lotta o fuga del corpo. Quando il corpo si trova di fronte a un pericolo immediato, il cervello ordina al sistema nervoso autonomo di attivare la risposta "fuga o lotta". Il corpo è inondato da una serie di sostanze chimiche, inclusa l'adrenalina, che innescano cambiamenti fisiologici. Ad esempio, la frequenza cardiaca e la respirazione vengono accelerate e il sangue viene spostato ai muscoli per prepararsi al combattimento fisico o alla fuga. Si dice che si verifichi un attacco di panico quando viene attivata la risposta "fuga o lotta", ma non c'è pericolo che accada. Una persona può sperimentare i sintomi di un attacco di panico in situazioni innocue e apparentemente prive di stress, come guardare la televisione o mentre dorme.

Gli attacchi di panico possono essere molto spaventosi e quindi le persone che sperimentano ripetuti attacchi diventano molto preoccupate di avere un ennesimo attacco e possono apportare modifiche anche molto sostanziali al loro stile di vita in modo da evitare di avere altri attacchi in futuro.

Sebbene l'ansia sia spesso accompagnata da sintomi fisici, come un battito cardiaco o nodi allo stomaco, ciò che differenzia un attacco di panico da altri sintomi di ansia è l'intensità e la durata dei sintomi. Gli attacchi di panico in genere raggiungono il loro livello massimo di intensità in 10 minuti o meno e poi iniziano a diminuire. Raramente durano più di un'ora, con la maggior parte che termina entro 20-30 minuti. I sintomi di questo disturbo somigliano a quelli di alcune malattie cardiache, le persone vittime di attacchi di panico, spesso fanno molte visite al pronto soccorso o agli studi medici, convinte di avere qualche grave problema di salute.

Nell'attacco di panico di solito troviamo questi sintomi:

- Vertigini
- Rossore al viso
- Sudorazione abbondante
- Capogiri
- Problemi digestivi (vomito e diarrea)
- Debolezza fisica
- Fiato corto
- Formicolii alle mani
- Palpitazioni
- Nausea
- Crisi di pianto
- Paura di morire

Ovviamente questi sintomi possono anche non comparire contemporaneamente in un attacco di panico.

Non esiste un'unica causa per il disturbo e per gli attacchi di panico; di solito sono coinvolti numerosi fattori, tra cui:

Storia familiare

Le persone con questo disturbo tendono ad avere una storia familiare di disturbi d'ansia o condizioni depressive e alcuni studi suggeriscono una anche componente genetica.

Fattori biologici

Alcune condizioni patologiche e fisiologiche (per esempio: aritmie cardiache, ipertiroidismo, asma, bronco pneumopatia cronica ostruttiva e sindrome dell'intestino irritabile) sono associate al disturbo di panico.

Esperienze di vita

Le esperienze di vita estremamente stressanti, come l'abuso sessuale infantile, la ridondanza o il lutto, sono state collegate ad attacchi di panico. Anche periodi di stress continuo e forte sono un fattore di rischio.

CAPITOLO 2

COME RICONOSCERE L'ATTACCO DI PANICO

Poiché la comparsa dei sintomi spesso non hanno una determinata giustificazione, affinché i medici possano diagnosticare un attacco di panico, cercano almeno quattro dei seguenti sintomi: sudorazione, tremore, sensazione di soffocamento, problemi a respirare, dolore al petto, nausea, vertigini, paura di perdere la testa, paura di morire, sensazione di caldo o freddo, intorpidimento o formicolio, battito cardiaco accelerato (palpitazioni cardiache) e sensazione insolitamente distaccata da se stessi.

Molto importante è distinguere l'attico di panico dall'attacco di ansia. Questi tipi di attacco hanno intensità e durate diverse.

Gli attacchi di panico sono generalmente più intensi dell'ansia. Si manifestano generalmente all'improvviso, mentre gli attacchi di ansia sono spesso associati a un fattore scatenante.

I sintomi dell'ansia sono legati a numerose condizioni di salute mentale, tra cui disturbo ossessivo-compulsivo e traumi, mentre gli attacchi di panico colpiscono principalmente quelli con disturbo di panico.

Poiché i sintomi sono così simili, può essere difficile capire a volte la differenza tra attacchi di panico e ansia.

Ecco alcuni suggerimenti che possono aiutare:

- Gli attacchi di panico di solito si verificano senza un motivo preciso. L'ansia è una risposta a un fattore di stress o minaccia percepito.
- I sintomi di un attacco di panico sono molto intensi. Spesso comportano un senso di "irrealtà" e distacco. I sintomi di ansia variano in intensità, da lieve a grave.
- Gli attacchi di panico compaiono all'improvviso, mentre i sintomi dell'ansia diventano gradualmente più intensi nel corso di minuti, ore o giorni.

- Gli attacchi di panico di solito scompaiono dopo pochi minuti, mentre i sintomi di ansia possono prevalere per lunghi periodi.

Sensazione di oppressione al petto, dolore al torace, profonda inquietudine e sudorazione fredda, accompagnata a volte anche da nausea sono i sintomi dell'attacco di panico e si possono confondere con quelli di un infarto, quindi i soggetti con questo disturbo spesso si presentano al pronto soccorso, dove viene effettuato innanzitutto un elettrocardiogramma per escludere che la problematica sia di natura cardiaca; e viene escluso che si tratti di un infarto ma si diagnostica un attacco di panico.

CAPITOLO 3

TIPI DI FOBIE

Le fobie sono paure spesso molto ingrandite rispetto a qualcosa che non rappresenta un reale e vero pericolo, ma la persona che soffre di questo disturbo percepisce questo stato d'ansia come non controllabile.

Le fobie specifiche (paura di un oggetto, di un animale, di un luogo, di una situazione, etc.), sono state tra i primi fenomeni psicopatologici a essere osservati e descritti, infatti si incomincia a parlare di fobie specifiche già nel 1700.

Qual è la causa di una fobia specifica? Di solito dopo una situazione spiacevole avviene un'associazione dove si collega ciò che ha generato il disturbo con la sensazione di malessere che si è sperimentata e quindi al riproporsi della stessa situazione, nei soggetti affetti da fobia si ripresenta la stessa paura e lo stesso disturbo.

AGORAFOBIA

La paura degli spazi aperti.

L'agorafobia è un tipo di disturbo d'ansia dove è presente la sensazione di paura o di grave disagio che un soggetto prova quando si ritrova in ambienti non familiari o comunque in ampi spazi all'aperto o affollati, temendo di non riuscire a controllare la situazione; è la paura di trovarsi in situazioni da cui non sia possibile fuggire né ricevere aiuto in caso di pericolo.

Molte persone presumono che l'agorafobia sia semplicemente e solo la paura degli spazi aperti, ma in realtà essa è una condizione più complessa. I soggetti con agorafobia possono anche avere paura di viaggiare con i mezzi pubblici, di visitare un centro commerciale oppure di uscire di casa.

In genere, l'agorafobia si sviluppa come complicazione del disturbo di panico, un disturbo d'ansia che comprende momenti di intensa paura. Poiché ritornare in luoghi, o rivivere situazioni, in cui in passato si sono verificati attacchi di panico può scatenare nuovamente l'ansia, di solito le persone che soffrono di agorafobia tendono ad evitarli.

I sintomi più comuni per ritroviamo in questa fobia sono l'accelerazione battito cardiaco, una respirazione rapida e la sensazione di caldo e di sudore.

L'agorafobia può iniziare anche durante l'infanzia ma di solito inizia alla fine dell'adolescenza o all'inizio degli anni dell'adulto, di solito prima dei 35 anni ma anche gli anziani possono svilupparla. L'agorafobia è una fobia presente più nelle donne rispetto agli uomini.

L'agorafobia può limitare notevolmente le attività della vita. Se l'agorafobia fosse grave, si potrebbe non essere nemmeno in grado di uscire di casa e senza cure, alcune persone rimangono costrette in casa per anni.

Chi soffre di agorafobia potrebbe essere in grado di non visitare nemmeno la famiglia e gli amici, andare a scuola o al lavoro, fare commissioni o prendere parte ad altre normali attività quotidiane. L'agorafobia può anche portare o essere associata a:

•Depressione

•Abuso di alcol o droghe

•Altri disturbi di salute mentale, inclusi altri disturbi d'ansia o disturbi della personalità

Come si cura?

- terapia cognitivo-comportamentale (TCC) con un terapista
- tecniche di rilassamento
- farmaci (farmaci antiansia e farmaci antidepressivi).

CLAUSTROFOBIA

Paura degli spazi limitati.

Le persone affette da claustrofobia spesso fanno di tutto per evitare spazi ristretti, come per esempio grotte, tunnel, ascensori, aerei, camerini di un negozio oppure la metropolitana; alcune persone con claustrofobia provano una leggera ansia quando si trovano in uno spazio ristretto, mentre altre hanno un'ansia grave o un attacco di panico.
Chi soffre di questo disturbo tende a:

- evitare situazioni scatenanti, come viaggiare in aeroplani, metropolitane, ascensori o automobili durante il traffico intenso

- in modo automatico cerca tutte uscite da un luogo in cui entra

- avere paura che le porte si chiudano mentre sei in una stanza

- sostare vicino o direttamente alle uscite in un luogo affollato

Gli attacchi di panico derivanti da claustrofobia possono essere molto spaventosi e angoscianti poiché oltre a sentimenti di ansia travolgenti possono anche causare sintomi fisici, come:

- Tremito
- Difficoltà a respirare
- Tachicardia
- Vertigini
- Sensazione di svenimento
- Pianto
- Fischi all'orecchio

Fino ad arrivare alla paura e alla sgradevole sensazione di sentirsi in pericolo di vita.

Cause della claustrofobia?

Le cause esatte non si conoscono, i fattori ambientali possono svolgere un ruolo importante. La claustrofobia tende a svilupparsi soprattutto durante l'infanzia oppure durante l'adolescenza.

La claustrofobia potrebbe essere correlata alla disfunzione dell'amigdala, che è la parte del cervello che controlla il modo in cui elaboriamo la paura. La fobia può anche essere causata da un evento traumatico, come ad esempio:

- rimasti bloccati in uno spazio stretto o affollato per un lungo periodo di tempo

- trovarsi in aereo durante una turbolenza
- essere stato punito da bambino e rinchiuso in un piccolo spazio, come un bagno
- rimasti bloccati su mezzi pubblici affollati

È anche probabile che sviluppi la claustrofobia chi sia cresciuto con un genitore o un familiare claustrofobico, infatti un bambino che vede i genitori aver paura degli spazi chiusi, anche lui in futuro potrà sviluppare questa paura.

Come curare la claustrofobia?

La claustrofobia può essere trattata e curata con la pratica della desensibilizzazione che consiste nell'esporsi in modo graduale alla situazione che crea paura.

Oppure si può ricorrere alla terapia cognitivo comportamentale (TCC) che è molto efficace per le persone con fobie. La TCC è un tipo di terapia verbale che affronta i pensieri, sentimenti e comportamenti del soggetto per giungere a modi pratici per sconfiggere le paure.

Trattamento medico: se la terapia non è sufficiente, il medico può prescrivere farmaci per l'ansia o antidepressivi per aiutare ad affrontare le situazioni che causano la tua paura.

ARACHNOPHOBIA

La paura dei ragni.

Non c'è un motivo specifico, né una paura fondata e concreta, ma di fatto l'aracnofobia terrorizza un grandissimo numero di persone; è una fobia specifica, un'irrazionale paura verso i ragni; è una paura così intensa e travolgente che può farti sentire come se fossi sotto una seria minaccia
È conosciuta anche come aracnofobia.

I sintomi di questa fobia che arrivano alla vista di un ragno sono:

- vertigini / stordimento
- mal di stomaco
- nausea
- sudorazione
- tremante o tremante
- fiato corto
- aumento della frequenza cardiaca
- pianto

Chi soffre di aracnofobia, farà di tutto pur di non

entrare in contatto con un ragno e addirittura arriverà a limitare le sue attività sociali nel tentativo di evitare i ragni, per esempio quasi sicuramente eviterà le escursioni e le gite oppure eviterà di praticare sport all'aperto.

Il ragno come qualcosa di pauroso ha origini molto antiche, legate alla cultura e anche al folklore.

Una teoria di spicco afferma che agli albori dell'evoluzione umana, i ragni rappresentavano una minaccia, per cui abbiamo sviluppato una sorta di reazione che viene innescata alla loro vista.

L'aracnofobia è quindi una risposta evolutiva. Le origini di questa paura in Europa affondano nel Medioevo, quando i ragni erano considerati responsabili di molte infezioni e malattie.

Altre cause sono per la nascita di questa paura sono la famiglia cioè se una persona crescesse in un ambiente in cui i suoi genitori hanno paura dei ragni, questo potrebbe diventare un comportamento appreso e anche il bambino potrebbe sviluppare la stessa paura; oppure un'esperienza passata: se una persona ha una precedente esperienza spiacevole o traumatica con un ragno, ciò può causare lo sviluppo di aracnofobia.

Cura dell'aracnofobia
Come tutte le fobie specifiche, l'aracnofobia è più comunemente trattata con la terapia, in particolare le tecniche cognitivo-comportamentali.

La terapia cognitivo-comportamentale (TCC) si concentra sull'arresto dei pensieri automatici negativi associati all'oggetto o alla situazione temuta, sostituendoli invece con pensieri più razionali.

Alcune ricerche più recenti hanno dimostrato che la terapia della realtà virtuale, in cui la persona con la fobia è esposta a rappresentazioni virtuali di ragni, può funzionare così come la vecchia tecnica di esporre gradualmente il cliente a ragni vivi. In alcuni casi, per il trattamento dell'aracnofobia possono essere utilizzati anche farmaci antidepressivi o ansiolitici.

FOBIA SOCIALE

La fobia sociale, definita anche come disturbo d'ansia sociale ha come conseguenza la continua paura di una persona nelle attività sociali quotidiane; la persona che soffre di questo disturbo ha la continua paura di essere osservato e giudicato per ogni suo comportamento o azione che svolge davanti agli altri.

Il disturbo d'ansia sociale è un disturbo d'ansia. Una persona con disturbo d'ansia sociale avverte sintomi di ansia o paura in alcune o tutte le situazioni sociali, come incontrare nuove persone, uscire con qualcuno, partecipare a un colloquio di lavoro, ad una interrogazione scolastica o semplicemente dover parlare con una commessa di un negozio. Anche i normali gesti quotidiani (come per esempio mangiare o bere) fatti davanti alle persone, provocano ansia o paura. La persona ha paura di essere umiliata, giudicata e respinta.

Le persone che soffrono di questo disturbo quando si trovano in situazioni sociali in cui devono esporsi incominciano ad accusare i seguenti sintomi:

- Rossore in viso

- Tachicardia
- Nausea
- Mal di stomaco
- Vertigini
- Mal di testa

Chi soffre di questa fobia ha quindi ha paura o ansia di essere esposto al possibile giudizio degli altri, come essere osservati o eseguire prestazioni di fronte ad altri, la persona ha sempre paura che agirà in modo tale da essere criticato dagli o manifesterà sintomi di ansia che saranno valutati negativamente; e cerca quindi di evitare tutte le situazioni sociali e quando non può le affronta con paura o ansia intensa

Le esperienze quotidiane comuni che possono essere difficili da sopportare quando si soffre di disturbo d'ansia sociale includono, ad esempio interagire con persone sconosciute o estranei, partecipazione a feste o incontri sociali, andare al lavoro o a scuola, avviare una conversazione, entrare in una stanza in cui le persone sono già sedute, mangiare davanti agli altri.

Le cause della fobia sociale
La fobia sociale nasce soprattutto nella prima

adolescenza ed è presente in misura leggermente maggiore nel sesso femminile rispetto a quello maschile. Può essere collegato a una storia di abusi, bullismo o prese in giro e derisioni. I bambini timidi hanno anche maggiori probabilità di diventare adulti socialmente ansiosi, così come i bambini con genitori prepotenti o troppo controllanti. I disturbi d'ansia tendono a manifestarsi nelle famiglie, tuttavia, non è del tutto chiaro quanto di questo possa essere dovuto alla genetica e quanto sia dovuto al comportamento appreso.

Fisiologicamente invece posiamo dire che la struttura nel cervello chiamata amigdala può svolgere un ruolo nel controllo della risposta alla paura. I soggetti che presentano un'iperattiva a livello dell'amigdala possono avere una maggiore risposta alla paura, e quindi una maggior sensazione di ansia nelle situazioni sociali.

Se non curato, il disturbo d'ansia può portare a diverse complicazioni. Le ansie possono interferire con il lavoro, la scuola, le relazioni o il godimento della vita. Esso può causare:

- Bassa autostima

- Ipersensibilità alle critiche
- Isolamento sociale
- Scarsi risultati scolastici e lavorativi
- Abuso di alcool (per cercare di superare l'imbarazzo e l'ansia di una situazione sociale)

Bambini e adolescenti e la fobia sociale; come si manifesta a scuola?

Un bambino che soffre di questa fobia, nel suo rapporto con la scuola sviluppa i seguenti sintomi:
- Rifiuto di andare a scuola
- Bassa autostima
- Difficoltà a parlare davanti alla classe
- Difficoltà a concentrarsi
- Difficoltà ad esprimersi durante le interrogazioni
- Scarsa presenza alle attività sociali della scuola
- Difficoltà di apprendimento
- Tendenza a isolarsi dagli altri

Come si cura questa fobia?

La fobia sociale è curabile e la ricerca di un supporto professionale è il primo passo per il recupero.

Esistono due tipi principali di trattamenti efficaci per la fobia sociale; i trattamenti psicologici e psicoterapeutici (come la terapia cognitivo comportamentale) sono generalmente la prima linea di trattamento. In alcuni casi gravi, anche i farmaci possono essere efficaci (in questo caso si usano gli ansiolitici).

ACROFOBIA

La paura dell'altezza

L'acrofobia è un'intensa paura dell'altezza che può causare ansia e panico; la paura di cadere nel vuoto: la fobia delle altezze che si manifesta in chi soffre "di vertigini"
Essa è una delle fobie più comuni.

I sintomi fisici dell'acrofobia includono:

- aumento della sudorazione, dolore o senso di oppressione al petto e tachicardia
- sensazione di malessere o stordimento
- tremori
- vertigini

I sintomi psicologici possono includere:

- la sensazione di forte panico scaturito dalla visione di luoghi posti molto in alto o oppure quando si pensa di dover salire su un luogo molto alto
- provare ansia e paura estrema quando si guarda fuori da una finestra o quando si guida lungo un cavalcavia

- preoccupazione eccessiva di incontrare altezze in futuro

Per alcuni non c'è bisogno di affacciarsi da un terzo piano per lasciarsi bloccare dalla paura: bastano pochi metri per stare male. Per chi soffre di questo disturbo anche salire sui gradini di una scala può avere la conseguenza di non riuscire più a scendere senza farsi aiutare. In questi casi l'acrofobia diventa quasi invalidante.

A seconda della sua gravità, le persone potrebbero avere timore di partecipare ad una riunione posta all'ultimo piano di un edificio, o potrebbero essere riluttanti a salire su un ascensore, una scala mobile, una ruota panoramica, ecc. Tale fobia può innescare una serie di sintomi spiacevoli che portano in maniera sistematica ad evitare tutto ciò che sembra essere "sospeso in aria".

La particolarità, riferita da molte persone che vivono questa fobia, è la paura irreale e irrazionale di gettarsi spontaneamente o per errore sul vuoto; questo tipo di paura non è ancora del tutto chiara, ma è ovvio che si tratta di una suggestione dettata dalla sensazione di perdita di controllo.

L'acrofobia a volte si sviluppa in risposta a un'esperienza traumatica che coinvolge altezze, come ad esempio:

- essere caduti da un luogo elevato
- aver visto qualcun altro cadere dall'alto
- avere avuto un attacco di panico o un'altra esperienza negativa mentre si era in una posizione elevata

Ma può anche essere che l'acrofobia, possa svilupparsi anche senza una causa nota e questi casi, la causa va ricercata sia nell'ambiente in cui vive il soggetto e sia nei fattori genetici del soggetto sofferente di questa fobia.

La ricerca mostra che una certa riluttanza intorno alle altezze è normale, non solo per gli esseri umani ma per tutti gli animali visivi. Nel 1960, due famosi psicologi Eleanor J. Gibson e Richard D. Walk fecero l'esperimento "The Visual Cliff" che mostrava neonati gattonanti, insieme a neonati di altre numerose specie animali, che si rifiutavano di attraversare uno spesso pannello di vetro che copriva un dislivello. Pertanto, l'acrofobia sembra essere almeno anche un meccanismo di sopravvivenza evolutiva e quindi un'iper-reazione della normale risposta alla paura.

Rimedi per superare questa fobia

La prima terapia a cui si può ricorrere è quella di desensibilizzazione e di esposizione, procedendo per piccoli obiettivi per volta, cercando di affrontare la fobia in modo graduale, cercando di abituare le persone alle altezze in modo molto guadale.

La persona, dunque, potrebbe avvicinarsi gradualmente alla propria paura, misurando, di volta in volta, il suo limite di "sopportazione"; per esempio, potrebbe decidere di salire al primo piano di un palazzo, attendere un po', soffermarsi su tutto ciò che le sta intorno, per poi tornare indietro. In seguito, la persona potrebbe decidere di compiere un ulteriore step, per cui la volta successiva, scegliere di salire al secondo piano e così via.

Un'altra terapia molto efficace è la cognitivo-comportamentale, che si focalizza sul riconoscimento di pensieri negativi e di immagini associate alla paura dell'altezza.

Il terapeuta cercherà, durante le sue sessioni, di

sostituire i pensieri negativi con quelli positivi. Lo scopo principale di questa terapia è quello di modificare gli atteggiamenti legati alla paura, facendo che essi diventino comportamenti positivi.

I farmaci spesso sono una parte importante nel processo di cura. Per questa fobia vengono prescritti ansiolitici e antidepressivi, per controllare i sintomi correlati a questo disturbo.

CANCEROFOBIA

La paura di ammalarsi di cancro

La carcinofobia o la cancerofobia è la paura, a volte irrazionale, di ammalarsi di cancro. Chi non ha paura di ammalarsi di cancro? In fin dei conti è una malattia molto grave, spesso dal decorso imprevedibile ed esige terapie dure da sopportare; quindi questa paura ha un suo fondamento, purché non diventi un pensiero ossessivo e induca a comportarsi in modo irragionevole.

Molti di noi temono malattie mortali come il cancro. Nella maggior parte dei casi, tuttavia, tale paura è razionale e persino normale in una certa misura. Ma nelle persone con l'estrema paura del cancro, la condizione li conduce in uno stato di panico perpetuo che può influenzare addirittura le loro attività quotidiane. La carcinofobia può anche portare all'agorafobia, in cui la persona si rifiuta di lasciare la propria casa per paura di contrarre il cancro.

La paura del cancro (o altra qualsiasi malattia mortale) spesso significa temere la perdita di controllo, il dolore e, in ultima analisi, la morte.

Si presenta spesso nelle persone che hanno avuto un cancro in passato sono rimaste traumatizzate dall'esperienza che sono preoccupati di doverlo affrontare di nuovo.

Le persone con carcinofobia hanno paura di contrarre il cancro così tanto che visitano costantemente i medici per assicurarsi che la loro salute sia ottimale.
Il solo pensiero della malattia può scatenare un attacco di panico o ansia caratterizzato da sintomi fisici e psicologici. I sintomi fisici includono tremore o tremore, sudorazione, battito cardiaco accelerato, vertigini o stordimento, svenimento, respiro rapido, pianto o urla.
I sintomi psicologici includono pensieri di morte, sperimentando una totale perdita di controllo con l'incapacità di distinguere tra ciò che è reale e irreale.
I pazienti tendono anche a mostrare segni di depressione; molti semplicemente perdono la speranza o non sono in grado di godersi la vita. I minimi sintomi fisici come tosse o mal di testa sono sufficienti per mandarli di corsa dal loro medico per assicurarsi che tutto vada bene con loro.

Le persone con la paura della fobia del cancro tendono anche a preoccuparsi molto, in particolare per i loro coniugi o figli, su chi si prenderà cura di loro se essi contraggono la malattia.

La terapia cognitivo comportamentale (TCC) può essere molto efficace per i disturbi legati all'ansia come le fobie, con risultati positivi a lungo termine. Questo trattamento aiuta i pazienti ad aumentare la loro consapevolezza e comprensione dei ruoli che i loro pensieri, credenze ed emozioni giocano nella loro paura e li aiuta a trovare modi positivi per far fronte. La terapia cognitivo-comportamentale può anche essere aumentata da farmaci per il disturbo d'ansia, che si è dimostrata molto efficace in molte persone.

NECROFOBIA

Paura ossessiva dei cadaveri o, genericamente, della morte.

La necrofobia è un tipo di fobia specifica che implica la paura di tutto ciò che è associato alla morte; una persona con questo tipo di fobia può avere paura dei cadaveri e di cose come bare, lapidi e cimiteri.

La parola necrofobia deriva dal greco *nekros* ("cadavere") e *phobos* ("paura").

I ricercatori non sono del tutto sicuri delle cause esatte di queste fobie, credono, tuttavia, che la genetica, gli eventi della vita e persino la cultura possano svolgere un ruolo nello sviluppo di queste paure.

Alcune culture, ad esempio, credono che gli spiriti possano tornare e perseguitare i vivi. Tali convinzioni possono svolgere un ruolo importante nella nascita della necrofobia. In altri casi, essere stati esposti a un evento traumatico, come la morte di una persona cara, potrebbe contribuire all'ossessione o alla paura di ciò che ruota intorno alla morte.

Altre cause includono assistere a una morte, partecipare a un funerale, entrare in contatto con un animale morto o un corpo umano, partecipare a un funerale o persino vedere cadaveri in TV.

Non essere adeguatamente preparati psicologicamente ad affrontare un evento come un lutto può causare un trauma infantile che si può protrarre fin nell'età adulta sviluppando un'anomala paura della morte, di sé o degli altri.

C'è chi ha paura di tutto ciò che può essere associato alla morte, mentre c'è chi ha paura solo di morire, e quando queste paure diventano ossessive c'è il rischio concreto che si possa sviluppare un disturbo d'ansia come la necrofobia o la tanatofobia (paura di morire).

I sintomi della necrofobia sono simili ai sintomi di altri tipi di fobie specifiche. Mentre coloro che hanno la necrofobia possono riconoscere che la fonte della loro paura non rappresenta una vera minaccia, provano comunque una paura estrema quando vedono, o talvolta pensano, cadaveri o altre cose associate alla morte.

Tra i sintomi specifici della necrofobia troviamo:

- Ossessione per la morte
- Paura dei cadaveri sia umani che animali
- Nausea
- Sudorazione
- Ansia
- Iperventilazione
- Disagio

In alcuni casi, questa reazione di paura può diventare così grave che le persone sperimentano un attacco di panico. Un attacco di panico_è una risposta improvvisa alla paura caratterizzata da sintomi come battito cardiaco martellante, mancanza di respiro, tremore, sensazioni di soffocamento, sensazioni di formicolio, sentimenti di irrealtà o distacco, brividi e paura di perdere il controllo o di morire.

Gli attacchi di panico sono spesso estremamente spiacevoli, quindi le persone che potrebbero iniziare a evitare qualsiasi situazione in cui potrebbero incontrare la fonte di paura che innesca un attacco. Ad esempio, una persona con necrofobia potrebbe evitare di prendere un determinato percorso in modo da non dover passare vicino a un cimitero o un'impresa di pompe funebri.

Come fare a superare questa paura di morire o della morte?

Sicuramente il metodo principale per liberarsi di ansia e fobie è chiedere l'aiuto di uno psicoterapeuta. Ricorrere ad un professionista è per molti la miglior soluzione, perché alcuni sintomi fisici e/o psicologici non sono facilmente risolvibili da soli, per cui affidarsi ad uno psicoterapeuta qualificato può essere determinante.

Una delle terapie adottate per la cura delle fobie è sicuramente la terapia cognitivo comportamentale, collaudata per il trattamento di ansia, depressione e appunto fobie.
Durante questa terapia, discuterai con lo psicoterapeuta delle tue paure, parlerai della morte in generale ma anche di eventi, luoghi o pensieri che ti causano ansia o paura della morte.

In ogni caso per superare l'ossessione della paura di morire un buon metodo è quello di concentrarsi di più sul presente e meno sul futuro, e la terapia può aiutare a lasciar andare alcune preoccupazioni e aiuterà a concentrarsi sul presente.

Altre fobie legate alla paura di morire
La paura della morte è comunque in qualche modo connessa alla maggior parte delle paure, ma ecco alcune fobie più strettamente legate ad essa:

Claustrofobia

La paura degli spazi stretti e angusti è in qualche modo legata alla paura di morire in quanto potrebbe ricordare la chiusura dentro una bara, ed in particolare si ha paura di rimanere bloccati in uno spazio ristretto e non riuscire a uscire, come ad esempio in un ascensore.

Somnifobia

La paura di addormentarsi è legata alla paura di morire perché ci si preoccupa di non svegliarsi più dopo essersi addormentati.

Gerascofobia

La paura dell'invecchiamento è ovviamente legata alla morte in quanto si teme di essere vicini alla fine della propria vita.

AEROFOBIA

La paura del volare.

Si tratta di una fobia molto comune, tanto che le compagnie aeree stimano che almeno un quarto dei loro clienti ha paura di volare e sperimenta una notevole sofferenza prima e durante il viaggio.

Il dato diffuso dalle compagnie, peraltro, descrive solo la punta dell'iceberg: la maggior parte di coloro che ha questo problema prova una paura tanto forte da evitare del tutto di salire in aereo.

Molte persone provano nervosismo o ansia quando volano. Lo spazio affollato, la turbolenza e le sensazioni di decollo e atterraggio possono certamente essere spiacevoli. Ma alcune persone provano un estremo senso di paura o panico quando volano, ed evitano del tutto di volare. Se devono salire su un aereo, è probabile che sperimentino attacchi di panico o altri intensi sintomi di ansia.

Non esiste una causa specifica dell'aerofobia, poiché la paura di solito nasce da una combinazione di fattori.

La paura dell'altezza può essere ereditata geneticamente, oppure la paura di volare può essere modellata sui bambini dai genitori. Anche una l'esposizione ai media che mostrano incidenti aerei o altri incidenti può avere un ruolo.

Più comunemente, le persone hanno paura di volare perché sentono di non avere il controllo sulla situazione e sulla loro sicurezza oppure c'è chi ha già volato e si è spaventato per avversità, come temporali o turbolenze. Più a lungo una persona evita di volare, più questa paura può aumentare.

A volte questa paura è anche associata ad altre fobie, come la paura del vomito (ematofobia), la paura dell'altezza (acrofobia) o la paura degli spazi chiusi (claustrofobia).

La sensazione sgradevole più diffusa è quella di trovarsi in una situazione di pericolo che non si può gestire, percepirsi in balia di eventi incontrollabili e affidati alle capacità di persone sconosciute quali piloti e assistenti di volo e in più non avere vie di fughe fa aumentare vertiginosamente la paura.

Da cosa nasce la paura di volare?

Come per altre forme di ansia, dietro questa fobia specifica potrebbe esserci un esagerato bisogno di sicurezza, di stabilità e di controllo, che solitamente inizia durante un periodo di tensione e stress elevati e può durare tanto tempo e addirittura tutta la vita.

Come tutte le fobie, ha poco o nulla a che vedere con l'effettiva realtà e/o pericolosità del volo, riflettendo piuttosto paure, pensieri e fantasie che la persona ha sviluppato nel tempo.

Questa fobia può essere molto debilitante in quanto, nei casi più gravi, può compromettere per esempio la carriera lavorativa di una persona che può trovarsi costretta a rifiutare incarichi importanti per i quali è necessario l'aereo per spostarsi.

Sintomi fisici dell'aerofobia sono l'aumento della frequenza cardiaca, le mani fredde, il tremito, la nausea, il fiato corto e la sensazione di soffocamento, mentre quelli psicologici sono la paura, l'immaginare scene catastrofiche e la paura di morire. Questi segni possono verificarsi quando una persona sta pensando di volare, di salire a bordo di un aereo o durante il volo

Ecco alcuni consigli per superare questa paura

Fidarsi dei piloti e della tecnologia
Viaggiare in aereo è di gran lunga il modo più sicuro di viaggiare; e ricordarsi sempre che i piloti sono dei professionisti super preparati.

Raggiungere l'aeroporto in anticipo
Arrivare in ritardo potrebbe aumentare la già presente sensazione di paura e ansia.

Farmaci
Si potrebbero assumere ansiolitici qualche giorno prima del volo. Ma sempre e solo sotto osservanza medica; evitare il fai da te.

Alcool e caffeina
Si consiglia di non bere alcolici o bevande contenenti caffeina prima di salire a bordo di un aereo. Il loro consumo potrebbe aumentare la condizione di stress.

Distrarsi
Un ottimo modo per evitare la paura del volo è

distrarsi, leggendo un libro oppure ascoltare musica.

Ascoltare la musica o tapparti le orecchie con i tappi per le orecchie ti aiuterà a evitare rumori forti sull'aereo e ti aiuterà a rilassarti. I tappi per le orecchie e le maschere per gli occhi ti assicureranno anche che non ti svegli durante il sonno.

La terapia cognitivo comportamentale si è rivelata molto utile per sconfiggere questo tipo di fobia, così come per quasi tutte le altre fobie specifiche.
Questo tipo di psicoterapia insegna ad affrontare la situazione temuta tenendo sotto controllo le sensazioni fisiche che accompagnano lo stato d'ansia (tachicardia, affanno, vertigini) e che la persona ansiosa tende a vivere con una reattività esagerata, temendole più del dovuto e attribuendo loro un significato catastrofico. Con l'aiuto dello psicoterapeuta la persona imparerà ad identificare i propri pensieri, a mettere in luce le convinzioni erronee o irrazionali che spesso peggiorano lo stato d'ansia, e inizierà a interpretare la realtà in maniera diversa.

CAPITOLO 4

I MOTIVI DI UN ATTACCO DI PANICO

Gli attacchi di panico possono nascere per diverse cause, i sintomi sono simili ma i motivi variano.

Attacchi di panico per amore
La tensione e l'incomprensione all'interno di un rapporto di coppia può generare ansia, la quale potrebbe anche presentarsi in modo molto forte e quindi bisogna valutare attentamente se quest'ansia può mettere in pericolo la solidità del rapporto, poiché questa situazione può generare una rottura della fiducia con il partner.

E gli attacchi di panico possono aumentare quando non si è sicuri dell'amore del partner, e portano a scansionare di continuo il partner e le sue caratteristiche alla ricerca di difetti e mancanze, con tutta una serie di ripetizioni e abitudini che teoricamente dovrebbero avere o scopo lo scopo di mettere a tacere l'ansia, e che invece finiscono per alimentarla

L'ansia e gli attacchi di panico possono raggiungere il massimo apice quando si viene lasciati dal partner; il fiato corto, la tachicardia, mal di testa sono sintomi molti comuni dell'ansia post rottura di una relazione.

Attacchi di panico per lavoro
Gli attacchi di panico a lavoro si riferiscono allo stress causato dal lavoro che portano all'ansia.

L'ansia lavorativa si manifesta con sintomi di stress elevati che a volte, può sfociare in un vero e proprio attacco di panico. L'ansia sul posto di lavoro può essere una condizione normale e transitoria quando, ad esempio, si inizia una nuova attività oppure quando si è alle prese con mansioni importanti che implicano un aumento della responsabilità percepita.

Nell'ansia da prestazione lavorativa la persona è costantemente in apprensione poiché presente la paura di non essere all'altezza della mansione assegnata oppure di essere criticato o di deludere il proprio datore di lavoro.

In più manifestata l'irrazionale paura di essere addirittura deriso dai colleghi e dal datore di lavoro; tutte queste sensazioni ovviamente pregiudicano fortemente i suoi risultati lavorativi, e come un circolo vizioso, questi scarsi risultati aumentano la sua ansia e le sue preoccupazioni che spesso poi portano risvolti negativi anche a livello di vita privata.

I sintomi principali sono quelli soliti come per esempio difficoltà a respirare, sudorazione, tachicardia. L'ansia da lavoro può essere causata da una varietà di caratteristiche dell'ambiente di lavoro.

Non è affatto insolito che alcuni eventi importanti ti rendano nervoso o provino momenti temporanei di ansia. Ad esempio, iniziare un nuovo lavoro o lasciarne uno vecchio farà sicuramente sentire nervoso chiunque.
Le situazioni che possono causare panico sono soprattutto:

- Conflitti con i colleghi
- Le scadenze di un lavoro da consegnare

- Troppe ore di lavoro
- Avere un capo esigente
- Carico di lavoro troppo alto
- Bassa remunerazione

Ecco alcune strategie per evitare questi attacchi di panico:

- Ritagliarsi del tempo per sé stessi
- Fare pausa pranzo lontano dal luogo di lavoro
- Avere degli hobby, dissimili dall'attività lavorativa
- Pensare alle cose belle del proprio lavoro e non solo ai problemi

Attacchi di panico per il Covid-19

Il Covid-19 è entrato nelle nostre vite in modo sempre più dirompente, stravolgendo spesso la nostra quotidianità e le nostre abitudini. Per alcuni è stato un vero e proprio trauma; questo periodo di pandemia e successivo isolamento sociale può avere avuto o avere attualmente sulle persone. Infatti, fattori come l'isolamento sociale, la reclusione in casa e il peso dell'incertezza generale, possono adesso colpire duramente il nostro equilibrio mentale.

Una ricerca americana ha dimostrato che gli attacchi di panico siano in aumento durante il Covid-19, poiché le persone sono sempre più preoccupate per la loro salute, tutto ciò avviene poiché la pandemia ha aumentato l'angoscia psicologica, l'ansia e la depressione.

Durante la pandemia di Coronavirus, gli attacchi di panico hanno assunto un ulteriore livello di turbamento. Poiché alcuni dei sintomi, in particolare difficoltà respiratorie e senso di oppressione o pressione al petto, sono simili ai sintomi del Covid-19, e qualcuno può immediatamente preoccuparsi di essere stato colpito dal virus.

Gli esseri umani anche se sono soggetti razionali, sono anche profondamente emozionali e quindi anche le emozioni giocano un ruolo molto importante e spesso fondamentale e quest'ultime spesso stravolgono le scelte più pianificate o basate su scelte razionali.
Una delle reazioni più tipiche in questi casi è sperimentare paura, emozione primaria, fondamentale per la nostra difesa e sopravvivenza, ma se non riusciamo a gestirla percependo il Coronavirus

come un pericoloso predatore inarrestabile, rischiamo di attuare comportamenti impulsivi, frenetici e irrazionali che spesso sfociano nel panico o nell'ansia generalizzata, per cui il contagio viene generalizzato percependo ogni situazione come rischiosa ed allarmante.

E la paura di ammalarsi potrebbe portare a sviluppare delle fobie importanti come l'autoconfinarsi in casa anche quando sarà possibile uscire per paura che ci sia ancora rischio di contagio.

I sintomi che possiamo riscontrare in persone impaurite di ammalarsi di Covid-19 sono: mal di testa, disturbi intestinali, tachicardia, dimagrimento, depressione, modifica del sonno e ansia.

Ma poi si può assistere anche ai sintomi post stress, che si verificano dopo un evento molto grave (come un attentato terroristico o un'epidemia sanitaria): incubi, abuso di alcool, iperattività, irritabilità e scarsa concentrazione.

Attacchi di panico per il caldo
Questo tipo di ansia è molto comune ed è causata dal

caldo e dall'umidità elevati; i sintomi in questo caso sono la sudorazione, la mancanza di respiro e la sensazione di svenimento.

Le cause di questo disturbo sono principalmente due:

- Le temperature calde causano un aumento degli ormoni dello stress.

- La privazione del sonno può causare un aumento dei sintomi di ansia. Man mano che la durata del sonno si riduce, i livelli di cortisolo aumentano complessivamente mentre il corpo cerca di compensare la mancanza di un buon sonno. Durante l'estate soprattutto per il caldo si dorme generalmente di meno.

Attacchi di panico per la paura della morte

La morte ovviamente fa parte della vita di tutti gli esseri umani; a tutti è capitato qualche volta di pensare alla morte altrui o alla propria, ma un pensiero che è subito andato via.

Invece in alcune persone il pensiero della morte diventa quasi un'ossessione e una grande paura che può coinvolgere ogni atto della loro vita quotidiana. È naturale che una persona è preoccupata della propria salute con l'avanzare dell'età perché incominciano a presentarsi problemi fisici e malattie.

È anche comune che qualcuno si preoccupi per i propri amici e familiari dopo che se ne sono andati. Tuttavia, in alcune persone, questi pensieri sulla propria e altrui salute possono trasformarsi in preoccupazioni e paure più problematiche.
Esiste una fobia legata a questa paura, la tanatofobia.

I sintomi della tanatofobia potrebbero non essere presenti tutto il tempo. In effetti, i segni e sintomi di questa paura incominciano solo a presentarsi quando si incomincia a pensare della propria morte o quella di una persona cara, e possono sfociare in veri e propri attacchi di panico con la comparsa dei sintomi propri di questo stato fisiologico (dolore al petto, sudorazione, fiato corto, tachicardia, brividi ed etc.).

Attacchi di panico per gelosia
La gelosia è un qualcosa di molto comune nelle persone e quasi tutti l'hanno sperimentata nella loro vita: nei rapporti familiari, di amicizia, sul lavoro, nelle relazioni sentimentali.

Questa sensazione provoca la paura di essere traditi abbandonati oppure addirittura la sgradevole sensazione di un confronto con una terza persona dal quale immaginiamo di uscirne perdenti.

Essa diventa un problema serio quando crea un ostacolo alle relazioni e addirittura può prendere il sopravvento sulla nostra vita e portare a problemi di sonno scarso appetito. Intensi sentimenti di gelosia possono avere effetti simili all'ansia cronica, tra cui: un aumento del battito cardiaco, sudorazione.

Attacchi di panico per il dentista

Andare dal dentista non è mai una piacevole sensazione, tutti abbiamo una certa paura di recarci in uno studio dentistico poiché gli interventi dentistici sono quasi sempre molto fastidiosi e dolorosi.

Ma la maggior parte delle persone supera senza alcun problema questa paura ma ci cono persone in cui questa paura diventa così forte e irrazionale che o evitano completamente di andare dal dentista oppure una volta nello studio medico sono soggetti ad ansia e crisi di panico.

I sintomi più comuni in queste persone sono la sudorazione, angoscia, la tachicardia, il pianto fino ad arrivare anche a vere e proprie crisi di panico.

Attacchi di panico da aereo

La paura di volare e abbastanza comune, per la maggior parte delle persone essa si rivela uno stato facilmente superabile ma per altre persone questa paura diventa così forte e irrazionale e difficilmente superabile e quindi evitano di prendere un aereo. Ma può capitare che devono per forza prendere un aereo e in quel caso l'ansia e la paura diventano così ampie che possono addirittura provocare attacchi di panico durante il volo.

Sintomi fisici dell'aerofobia (la paura del volare) sono l'aumento della frequenza cardiaca, le mani fredde, il tremito, la nausea, il fiato corto e la sensazione di soffocamento, mentre quelli psicologici sono la paura, l'immaginare scene catastrofiche e la paura di morire.

La sensazione sgradevole più diffusa è quella di trovarsi in una situazione di pericolo che non si può gestire, percepirsi in balia di eventi incontrollabili e affidati alle capacità di persone sconosciute quali piloti e assistenti di volo.

CAPITOLO 5

CONSEGUENZE DI ATTACCHI DI PANICO

Come abbiamo già visto in precedenza gli attacchi di panico sono una situazione molto sgradevole causa le diverse conseguenze che essi portano.

Ora andremo a conoscere in modo più dettagliato queste conseguenze.

Nausea e attacchi di panico

L'ansia è una risposta allo stress e può causare una varietà di sintomi psicologici e fisici ed essa innesca una reazione di lotta e fuga e può presentarsi nei casi in cui ci troviamo davanti ad un ostacolo che causa paura. Essa è molto presente negli attacchi di fobie che possono generare attacchi di panico.

La nausea fa battere il cuore più velocemente, aumenta la frequenza respiratoria, tende i muscoli tutti segnali che portano il nostro corpo ad una lotta oppure ad una fuga.

Irrigidimento muscolare e attacchi di panico

La rigidità muscolare è quando i muscoli restano contratti e non si muovono e attacchi di panico derivanti da fobie possiamo notare la presenza dell'irrigidimento muscolare. Qualche esempio renderà più semplice la comprensione.

Nell'acrofobia (paure delle altezze) un soggetto se si trova in alto e guarda giù, la paura dell'altezza e una conseguente crisi di panico, lo porta a restare immobile per la paura di cadere.

Invece un soggetto affetto da aracnofobia (paura dei ragni) se vedesse un ragno potrebbe fuggire ma spesso resta immobile e impaurito davanti all'insetto.
Ci ha paura di volare durante un volo, accusa irrigidimento muscolare e per la paura resta come paralizzato al suo posto.

Dolori al petto e attacchi di panico

Il dolore toracico è uno dei sintomi più comuni connessi con ansia e attacco di panico.

Questo dolore può avere o causa cardiaca oppure

causa non cardiaca. Quando ha causa cardiaca significa che la fornitura di sangue al cuore è diminuita, se la causa non è cardiaca essa può provenire dai sistemi osteomuscolari, dall'apparato digestivo o da altri organi che sono indipendenti dal cuore.

Cause non cardiache. Il dolore in questo caso deriva principalmente dall'apparato osteomuscolare oppure da quello digerente. Può anche essere anche dovuto l'iperventilazione che porta ad una riduzione notevole dell'anidride carbonica nel sangue.

Ragioni cardiache. Il dolore cardiaco può essere causato dal fenomeno dell'iperventilazione perché essa può provocare la contrazione della parete muscolare delle arterie coronarie che forniscono il sangue al cuore (cioè uno spasmo dell'arteria coronaria) e questo deficit dell'ossigeno al muscolo cardiaco provoca il dolore toracico cardiaco.

Allucinazioni e attacchi di panico

Le allucinazioni consistono in un fenomeno psichico in cui si percepisce come reale qualcosa che in realtà è solo immaginato ed esse possono comparire durante un attacco di panico. A causa di tutte le reazioni fisiche che avvengono durante un attacco di panico come l'aumento della respirazione, la sudorazione, il battito cardiaco più veloce, sensazione di svenimento, le persone potrebbero interpretare tutto ciò che sta accadendo come se fosse un'allucinazione.

Gli attacchi di panico mettono il corpo in modalità lotta o fuga. Questo può indurre a cercare rapidamente quale sia la causa di questi sintomi di panico. Per la maggior parte delle persone, sintomi come sudorazione, palpitazioni cardiache e dolore al petto li portano a credere di avere un attacco di cuore o di sperimentare altre complicazioni fisiche che non stanno realmente accadendo.

Altri potrebbero vedere una luce tremolante o un movimento con la coda dell'occhio e interpretare che sono in pericolo o che stanno perdendo la testa come se stessero perdendo il contatto con la realtà.

Convulsioni e attacchi di panico

Le convulsioni sono tremori rapidi e incontrollabili dovuti a un ciclo continuo di contrazione e rilassamento dei muscoli; questo stato fisiologico è tipico nella patologia dell'epilessia, ma esse possono anche comparire senza la presenza della malattia epilettica.

Alcune persone manifestano sintomi simili a quelli di una crisi epilettica ma senza alcuna attività elettrica insolita nel cervello, ciò è noto come crisi non epilettica.
Questo tipo di convulsioni spesso sono causate da stress mentale o da una condizione fisica e possono comparire durante uno svenimento o durante un attacco di panico.

Tremori e attacchi di panico
I tremori sono un disturbo del movimento, esso è esattamente un movimento ritmico e involontario che può colpire qualsiasi parte del corpo umano.
I tremori possono presentarsi anche durante gli attacchi di panico e sono il risultato della reazione di lotta o fuga, che prepara il corpo a combattere o fuggire da una minaccia reale o immaginata nell'ambiente.

Vomito e attacchi di panico
Il vomito è una reazione del nostro organismo, avviene in modo improvviso e spesso è una reazione molto violenta con cui lo stomaco, con contrazioni

forzate, espelle il suo contenuto. Difficilmente si riesce a controllare e fermare l'atto del vomitare.

Gli attacchi di panico hanno un'azione diretta sulla zona addominale e sull'apparato digestivo e una delle conseguenze è che durante un attacco una persona può avvertire una forte sensazione di vomito oppure può vomitare.

CAPITOLO 6

L'ANSIA

Con la parola ansia si indicano un complesso e variegato insieme di reazioni cognitive, comportamentali e fisiologiche che si manifestano come la conseguenza uno stimolo ritenuto minaccioso e nei cui confronti nasce la paura di non essere sufficientemente capaci di reagire.

Questo fenomeno di base non ha nulla di non normale, infatti si tratta di un comportamento normale attivato dall'organismo quando una situazione viene percepita pericolosa; quindi possiamo ritenere questo comportamento come qualcosa di normale della vita delle persone, ma in alcuni soggetti questo stato può diventare patologico.

Le persone con disturbi d'ansia hanno spesso preoccupazioni e paure intense, eccessive e persistenti per quasi tutte le situazioni quotidiane; spesso questa situazione comportano ripetuti episodi di sentimenti improvvisi di intensa ansia e paura o terrore che raggiungono un picco in pochi minuti fino a poter sfociare in attacchi di panico.

Questi sentimenti di ansia e panico interferiscono con le attività quotidiane, sono difficili da controllare, sono sproporzionati rispetto al pericolo reale e possono durare a lungo. L'ansia si sviluppa soprattutto in età adulta, e colpisce in percentuale doppia le donne rispetto agli uomini.
I sintomi d'ansia possono includere:

- Sensazione di nervosismo, irrequietezza o tensione
- Tachicardia
- Iperventilazione
- Tremori
- Sudorazione eccessiva
- Sensazione di debolezza
- Difficoltà ad addormentarsi
- Problemi gastrointestinali (vomito, diarrea)
- Stanchezza fisica e mentale

Una precisazione importante da fare è quella che non dobbiamo confondere il disturbo d'ansia con il fenomeno della paura; la paura è scatenata da una situazione presente, in cui l'oggetto pericoloso è conosciuto invece l'ansia si basa su pensieri negativi di cose che potrebbero accadere.

Le cause di questo disturbo sono molteplici, vediamo alcune.

Ansia da fobia

Le varie fobie esistenti sono una delle cause più ricorrenti per l'ansia. Esse sono caratterizzate da una forte ansia quando si è esposti esposto a un oggetto o una situazione specifica.

Ansia da condizione medica

L'ansia è dovuta alla forte preoccupazione per una situazione patologica

Disturbo generalizzato d'ansia

Ansia persistente ed eccessiva e preoccupazione per attività o eventi, anche ordinari e di routine. La preoccupazione è sproporzionata rispetto alle circostanze reali, ed è molto difficile da controllare.

Ansia da attacchi di panico

Gli attacchi di panico comportano un'improvvisa ed intensa ansia e paura.

Ansia da mutismo selettivo

La paura nel parlare in presenza di persone può generare forti attacchi di ansia. Tutto ciò può interferire in modo molto negativo negli studi, a lavoro e nei rapporti sociali. Questo sintomo è molto evidente nella fobia sociale.

Ansia e astinenza

Il disturbo d'ansia indotto da sostanze è caratterizzato dall'astinenza di farmaci, droghe o alcool.

Ansia da patologia fisica

Alcune malattie possono essere causa di ansia: diabete, cardiopatie, disturbi respiratori, sindrome dell'intestino irritabile e alcuni tipi di tumore.

Ansia e stress

Un grande evento o un accumulo di piccole situazioni di vita stressanti possono innescare un'ansia eccessiva, ad esempio un lutto in famiglia, stress lavorativo o preoccupazione continua per le proprie finanze economiche.

Curare l'ansia

L'ansia quando diventa troppo eccessivo può portare anche a gravi conseguenze come per esempio: insonnia, depressione, abuso di sostanze stupefacenti, isolamento sociale, suicidio; e quindi bisogna intervenire per curare questo disturbo e possiamo farlo con la psicoterapia oppure con i farmaci e in alcuni possiamo unire questi due tipi di terapia.

Psicoterapia

La terapia cognitivo comportamentale (TCC) è la terapia più utilizzata per i disturbi d'ansia. La ricerca ha dimostrato che è efficace nel trattamento del disturbo di panico, fobie, disturbo d'ansia sociale e disturbo d'ansia generalizzato. Questa terapia affronta i modelli negativi e le distorsioni nel modo in cui guardiamo il mondo e noi stessi.

Come suggerisce il nome, questo coinvolge due componenti principali:

La terapia cognitiva che esamina come i pensieri negativi contribuiscono all'ansia e la terapia comportamentale che esamina il comportamento e le reazioni nelle situazioni che innescano l'ansia.

La premessa di base di questa terapia è che i nostri pensieri, e non eventi esterni, influenzano il modo in cui ci sentiamo. In altre parole, non è la situazione in cui ci troviamo a determinare un evento ma la percezione della situazione.

Quando una persona soffre di ansia, i suoi pensieri negativi non fanno altro che alimentare emozioni negative e paure spesso irrazionali. L'obiettivo della terapia cognitivo comportamentale per l'ansia è identificare e correggere questi pensieri e credenze negative. L'idea è che se cambi il modo in cui pensi, puoi cambiare il modo in cui ti senti. ì

Terapia farmacologica

I farmaci più usati sono gli ansiolitici, soprattutto la classe delle benzodiazepine. Sono sedativi che possono aiutare a rilassare i muscoli e calmare la mente.

Meccanismo d'azione: aumento degli effetti di alcuni neurotrasmettitori, i quali trasmettono messaggi tra le cellule cerebrali.

Le benzodiazepine aiutano a trattare molti tipi di disturbi d'ansia ma sono utili solo se utilizzate occasionalmente e per brevissimi periodi. Questa tipologia di farmaci presenta grossi problemi di assuefazione e astinenza che peggiorano la situazione anziché migliorarla.

Oppure si possono usare gli antidepressivi; essi impiegano dalle quattro alle sei settimane per produrre effetti evidenti. Il loro meccanismo d'azione è rappresentato dall'inibizione, a livello dei recettori nervosi presinaptici, del riassorbimento della serotonina. In pratica, nell'arco di qualche settimana, aumenta la disponibilità della serotonina, uno dei principali neurotrasmettitori del sistema nervoso umano, negli spazi deputati alla trasmissione nervosa (sinapsi).
Sono molto efficaci ma presentano differenti effetti collaterali (diarrea vertigini, disfunzione sessuale ed etc.).

CAPITOLO 7

LA DEPRESSIONE

Il cosiddetto "male oscuro"; la depressione è un disturbo del tono dell'umore, funzione psichica importante per l'adattamento. Questo stato psicologico è un disturbo che colpisce soprattutto l'umore e che provoca nel soggetto affetto una persistente sensazione di tristezza e perdita di interesse per le attività quotidiane; essa influisce sui pensieri e sul comportamento della persona che soffre di questo disturbo. Gli episodi di depressione possono essere di breve durata e lievi, ma esistono anche forme di depressioni molto gravi e durature nel tempo.

Esistono due tipi principali: disturbo depressivo maggiore e disturbo depressivo persistente. Il disturbo depressivo maggiore è la forma più grave di questo disturbo.
Mentre il disturbo depressivo persistente chiamato anche distimia è una forma di depressione più lieve,

ma cronica.

La fascia di età più colpita è quella compresa tra i 30 e i 450 anni e questo disturbo è più presente nelle donne rispetto agli uomini.

Tuttavia, spesso parlare di depressione è ancora un tabù. La vergogna di far capire agli altri l'esistenza di questo disagio, la paura di venire giudicati "malati di mente", il senso di colpa per non trovare da soli la soluzione. Tutto questo porta al silenzio, al nascondere agli questo problema che spesso poi erroneamente inoltre viene anche confuso con la tristezza.

I sintomi della depressione possono sono diversi e includono:

- Tristezza.

- Perdita di interesse o piacere nelle attività una volta apprezzate. La perdita di piacere nello svolgere hobby o attività che prima erano attivamente ricercate è una caratteristica sempre presente nei disturbi depressivi.

- Disturbi del sonno (Si dorme troppo oppure si dorme pochissimo).

- Cambiamenti nell'appetito: perdita o aumento di peso non correlato alla dieta. Alcuni individui con depressione riferiscono di doversi sforzare di mangiare. Altri possono mangiare di più e desiderare fortemente cibi particolari (soprattutto gli alimenti dolci), come se cercassero conforto nel cibo.

- Stanchezza. I più piccoli compiti sembrano richiedere uno sforzo considerevole e può essere ridotta l'efficienza nel loro svolgimento.

- Perdita di autostima.

- Difficoltà a pensare e a parlare.

- Modificazione dell'umore con presenza d rabbia, aggressività, irritabilità, ansia, irrequietezza.

- Sintomi legati alla sfera sessuale; riduzione del desiderio sessuale, mancanza di prestazioni sessuali.

Per essere diagnosticata la depressione, i sintomi devono essere presenti per almeno due settimane di seguito nel caso del disturbo depressivo maggiore.

Se invece prendiamo in esame il disturbo depressivo persistente i sintomi devono essere presenti da circa due anni.

Le emozioni tipiche sperimentate da chi soffre sono l'angoscia, disperazione, insoddisfazione, solitudine, senso di impotenza, perdita della speranza, senso di vuoto, rabbia. I comportamenti che contraddistinguono chi si trova in questa situazione sono l'evitare i contatti con le persone, la mancanza di cura personale, i comportamenti passivi, frequenti lamentele, la riduzione dell'attività sessuale e, nei casi peggiori, i tentativi di suicidio.

Molto importante è non confondere la tristezza con la depressione; un momento di tristezza capita a tutti soprattutto in presenza di eventi negatici e dolorosi come per esempio un lutto, invece la depressione non è legata direttamente ad un evento doloroso.

Le cause scatenanti della depressione sono di vario genere:

- Biochimica. Alcune sostanze nel cervello possono contribuire alla nascita della depressione, come ad esempio le alterazioni nella regolazione dei neurotrasmettitori quali noradrenalina e serotonina.

- Genetica. Se un genitore soffre di depressione, un figlio ha alta probabilità di contrarre la malattia.

- Personalità. Le persone che nutrono una bassa autostima di loro stessi, sono spesso più facilmente sopraffatte dallo stress oppure le persone che sono generalmente pessimiste nella loro vita sembrano avere maggiori probabilità di soffrire di depressione.

- Fattori ambientali. L'esposizione continua a violenza, abbandono, abuso o povertà può rendere alcune persone più vulnerabili alla depressione.

- Fattori psicologici ed esperienze di vita. Lutti, conflitti interpersonali e familiari, malattie fisiche, cambiamenti di vita, l'essere vittima di un reato, separazioni coniugali e dai figli possono essere cause di nascita della depressione.

Come curare la depressione

Farmaci

La chimica del cervello può contribuire alla depressione di un individuo e può influire sul loro trattamento. Per questo motivo, gli antidepressivi potrebbero essere prescritti per aiutare a modificare la chimica del proprio cervello.

Gli antidepressivi possono produrre qualche miglioramento entro la prima settimana o due di utilizzo, ma i benefici completi potrebbero non essere visti per due o tre mesi.

Gli psichiatri di solito raccomandano che i pazienti continuino a prendere farmaci per sei o più mesi dopo che i sintomi sono migliorati. Si può suggerire un trattamento di mantenimento a lungo termine per ridurre il rischio di episodi futuri per alcune persone ad alto rischio.

Comunque, se non si interviene con una valida psicoterapia è altamente probabile che il soggetto vada incontro a recidive ricorrenti.

Psicoterapia

La terapia cognitivo comportamentale si è rivelata efficace nel trattamento della depressione. Questa terapia è focalizzata sulla risoluzione dei problemi nel presente e aiuta una persona a riconoscere il pensiero distorto / negativo con l'obiettivo di cambiare pensieri e comportamenti per rispondere alle sfide in modo più positivo.

La psicoterapia può coinvolgere solo l'individuo, ma può includere altri. Ad esempio, la terapia familiare o di coppia può aiutare ad affrontare i problemi all'interno di queste relazioni strette. La terapia di gruppo unisce persone con malattie simili in un ambiente favorevole e può aiutare il partecipante a imparare come gli altri affrontano situazioni simili.

CAPITOLO 8

I MOTIVI DELLO STRESS

Lo stress è la reazione del corpo a qualsiasi cambiamento che richieda un adattamento o una risposta. Il corpo reagisce a questi cambiamenti con risposte fisiche, mentali ed emotive. Lo stress quindi è un evento normale nella nostra vita.

Cause di stress:
Eventi della vita sia piacevoli che spiacevoli (ad esempio: matrimonio, nascita di un figlio, morte di una persona cara, divorzio).

Cause fisiche: le più comuni sono le limitazioni nei movimenti (soprattutto durante alcune malattie che impediscono al soggetto di muoversi) ed etc.

Fattori ambientali: per esempio ambienti rumorosi oppure inquinati.

Malattie organiche: quando il nostro corpo è affetto da una malattia, l'intero organismo, nel tentativo di difendersi, si pone in uno stato di tensione che, nella maggior parte dei casi, in conseguenza della diminuzione della difesa immunitaria nascono situazioni di stress.

Lo stress cronico può avere questi sintomi a livello fisico:

- Vertigini
- Emicrania
- Problemi gastrici (come per esempio reflusso acido e bruciori si stomaco)
- Aumento oppure perdita dell'appetito
- Stanchezza (sia a livello fisico che a livello mentale)
- Difficoltà sessuali
- Dolori generalizzati
- Insonnia

Invece a livello psicologico in periodi di forte stress possono nascere ansia, nervosismo, tendenza ad isolarsi dagli altri e crisi di pianto e quindi bisogna intervenire con cure specifiche. Un alto livello di stress può essere affrontato con tecniche di rilassamento e oppure con la psicoterapia.

Stress e lavoro

Lo stress legato all'attività lavorativa si manifesta soprattutto quando le richieste lavorative superano la capacità del lavoratore di affrontarle e nella prestazione lavorativa il soggetto vive uno stato perenne di apprensione in relazione a sintomi come la paura di non riuscire nel suo lavoro e quindi essere criticato per i suoi eventuali scarsi risultati.

Lo stress da lavoro presenta questi sintomi:

- Fisici: problemi gastrici, mancanza di appetito, insonnia, stanchezza, tensione muscolare e mal di testa.

- Psichici: perdita di fiducia nelle proprie capacità, distacco, disinteresse e insoddisfazione, senso di impotenza, di frustrazione, fallimento, perdita di interesse, isolamento, chiusura, ansia, attacchi di panico, note depressive, declino delle prestazioni lavorative, riduzione dell'efficienza del proprio la

Stress per attacchi di panico notturni

Una condizione comune tra le persone che soffrono di attacchi di panico notturno è lo stress: tensione e nervosismo fanno si che il corpo aumenti la produzione di adrenalina e cortisolo.

Quando si verifica un attacco di panico mentre si dorme ha come conseguenza la difficoltà a calmarsi e riprendere a dormire.

La paura che l'attacco di panico si ripresenti può impedire alla persona di addormentarsi di nuovo, il che può portare a perdita di sonno e con conseguente aumento dello stress.

Stress emotivi

Qualsiasi cambiamento nella routine della nostra vita, anche se gradito può causare stress; ciò che fa la differenza è come viviamo quel particolare evento e cosa significa per noi quei cambiamenti.

Lo stesso evento può essere neutro o poco stressante per una persona, e invece provocare invece grande stress ad un'altra, con tutte le relative conseguenze.

Le conseguenze più evidenti possono essere:

- Ansia di non saper affrontare la nuova situazione
- Depressione se lo stress emotivo è causato da un avvenimento negativo (per esempio un lutto oppure un divorzio)
- Demotivazione e poco autostima
- Insonnia
- Costante preoccupazione

Stress in gravidanza

Lo stress è una sensazione molto comune durante la gravidanza, stress dovuto ai disagi fisici ed ai cambiamenti della vita quotidiana. Livelli elevati di stress che continuano per molto tempo possono causare problemi di salute, come l'ipertensione e malattie cardiache.

In più alcuni ormoni legati allo stress possono svolgere un ruolo nel causare alcune complicazioni della gravidanza.

Lo stress grave o di lunga durata può influenzare il sistema immunitario, e questo può aumentare le possibilità di contrarre un'infezione dell'utero. Questo tipo di infezione può causare un parto prematuro.

Le cause dello stress sono diverse per ogni donna, ma qui ci sono alcune cause comuni durante la gravidanza:

- Nausea, stanchezza, mal di schiena
- Sbalzi di umore
- Preoccupazione per il travaglio e il parto
- Preoccupazione circa la propria alimentazione, per paura di provocare indesiderati danni al bambino
- Preoccupazioni per i dopo parto, paura di non essere all'altezza nell'accudire un neonato

Ecco alcuni modi per ridurre lo stress durante la gravidanza:

- Prendere consapevolezza che i disagi della gravidanza sono momentanei.
- Mangiare cibi sani e dormire almeno 8 ore a notte.
- Riposarsi il più possibile ed evitare attività stancanti.

- Provare attività di rilassamento, come lo yoga prenatale o la meditazione.

Stress positivo

Non tutto lo stress è negativo infatti esiste anche l'eustress, o stress positivo che produce sentimenti positivi di eccitazione, realizzazione, significato, soddisfazione e benessere. Esempi di stress positivo (eustress):

- Ricevere una promozione a lavoro
- Andare in vacanza
- La gioia per la nascita di un figlio
- Matrimonio
- Forte vincita di denaro
- Acquistare una casa

Cervicale da stress

Il dolore cervicale è un dolore localizzato in corrispondenza del collo, che spesso si irradia verso braccia e spalle. Può dipendere da colpi di freddo o posture sbagliate, ma anche da stress eccessivo.

La fascia cervicale è una parte del nostro corpo che può essere facilmente soggetto a contratture legate allo stress nervoso: proprio in quella zona infatti, si tende ad accumulare tensione, dovuta principalmente a stress e stati emotivi, che provoca conseguenti irrigidimenti e contratture.

Il dolore cervicale da stress è quasi sempre accompagnato da mal di testa, gonfiori addominali, respiro corto e tachicardia; questi sintomi sono quasi sempre un campanello di allarme di una particolare situazione psicologica ed emotiva.

CAPITOLO 9

COME SCONFIGGERE I PENSIERI NEGATIVI

Quando qualcosa ci reca fastidio, distogliere la mente da ciò è più facile a dirsi che a farsi. Quasi sempre quando si cerca di non pensare a un argomento specifico, diventa ancora più difficile togliere quell'argomento dalla loro mente. Ma soffermarsi continuamente sui pensieri negativi può essere spiacevole e anche molto controproducente e, in alcuni casi, può persino portare a depressione cronica.

I pensieri sono delle idee ripetitive e involontarie, che si focalizzano su preoccupazioni, paure e angosce, impedendoci di focalizzarci sul momento presente e che influenzano negativamente anche i nostri comportamenti. Le cause principali dei pensieri negativi sono soprattutto l'ansia e lo stress e questi pensieri negativi sono vere e proprie immagini mentali che si ripetono senza alcun controllo e spesso in modo irrazionale e condizionano tutte le azioni quotidiane.

Pensare in modo negativo è come una cattiva abitudine, un po' come avere una postura scorretta o seguire una cattiva alimentazione. Come il cambiamento di ogni abitudine, anche passare da un modo di pensare negativo ad uno maggiormente positivo richiede impegno e la necessità di dedicare un po' di tempo a sé stessi

Ecco come sconfiggere i pensieri negativi.

Dobbiamo cercare di osservali come degli spettatori. Se non permettete ad essi di impossessarsi della vostra mente, essi con il tempo si dissiperanno e quindi scompariranno e si aprirà la strada ai pensieri positivi.

Quando pensiamo intensamente ad un problema, crediamo erroneamente che questo modo sia l'unico per risolvere un qualcosa. Cosa che invece, in linea generale, è inutile. Prima di cercare una soluzione, occorre rispolverare ciò che caratterizza davvero i nostri pensieri e scartare quello che abbiamo creato noi stessi nel nostro cervello. Non stupitevi se, dopo aver eliminato la fantasia, scoprirete di non avere nessun problema, se non quello che avete creato voi stessi.

Quando vi ritrovate bloccati in un pensiero negativo, mettetevi in movimento. Far nascere pensieri positivi ovviamente non è così immediato, e qui è il momento ideale per uscire di casa e incontrare un amico, andare a fare una passeggiata nel parco, oppure se amiamo i libri si può in libreria a distrarsi. Non fermatevi a pensare, tenete la mente occupata, lasciate semplicemente che il vostro corpo prenda le redini e porti la vostra testa da qualche altra parte.

E dobbiamo sempre ritagliarci uno spazio per noi stessi, per le nostre passioni, per coltivare i nostri hobby; dobbiamo rilassarci, lo stress spesso è portatore di pensieri negativi.

CAPITOLO 10

ATTACCHI DI PANICO DA CORONAVIRUS

Negli ultimi mesi la pandemia da Covid-19 e la relativa crisi sanitaria ha cambiato tantissimi aspetti della nostra vita quotidiana e in alcuni casi ha stravolto totalmente alcune attività che erano routine per noi; e per alcuni questi cambiamenti sono stati un vero e proprio trauma.

L'epidemia di Coronavirus ha portato a un cambiamento quotidiano della vita della maggior parte delle persone. Per alcune persone, la realtà del mondo in questo momento rischia di aumentare la loro volontà di isolamento e la paura dell'incertezza ed entrambe queste situazioni possono generare ansia e attacchi di panico; l'equilibro mentale è stato messo a dura prova da alcuni fattori tipici della crisi sanitaria, soprattutto l'isolamento sociale e il clima d'incertezza su tanti aspetti futuri e post-pandemia.

Un'analisi fatta da Google ha evidenziato un notevole balzo in avanti nelle ricerche relative ad ansia, attacchi di panico e trattamenti per attacchi di panico. Fattori come l'isolamento sociale, la reclusione in casa e il peso dell'incertezza generale, possono adesso colpire duramente il nostro equilibrio mentale.

Ce n'è davvero abbastanza di questi tempi di pandemia per far aumentare gli attacchi di panico: l'idea di potersi infettare, di far ammalare i propri cari, il forzato isolamento, la sensazione di incertezza: che cos'è esattamente questo virus? Quando torneremo "liberi"?

Un certo grado di ansia per la situazione attuale è normale. Dopo tutto, l'ansia è una delle emozioni umane più funzionali che abbiamo. È come se fosse un sistema di allarme integrato che ci tiene al sicuro, ci avverte del pericolo e invia segnali al nostro corpo per prepararci a rispondere.

La pandemia globale ha visto un aumento della minaccia e del pericolo nel mondo esterno. Di conseguenza il nostro sistema di allarme è più che mai acceso. Raramente abbiamo l'opportunità di sentirci completamente al sicuro, poiché anche nelle nostre case ci viene costantemente ricordata la minaccia esterna con le notizie, i limiti alla socializzazione e i blocchi locali.

Sebbene un poco d'ansia sia normale e utile, per alcuni può diventare una seria difficoltà, assumendo ogni aspetto della vita quotidiana. In questi casi, il nostro cervello ci dice che tutto ciò è pericoloso - rendendo anche il più normale dei compiti, come andare al supermercato, qualcosa di impossibile, associandolo a qualcosa di molto pericoloso.

I traumi principali nascono principalmente dalla perdita del lavoro, nella privazione dei rapporti sociali, dall'aver perso la piena e totale libertà di movimento e dal confinamento in casa; i loro sintomi principali sono:

- mal di testa
- disturbi gastrici
- tachicardia
- ansia
- insonnia
- tristezza
- preoccupazione per il futuro

Ma oltre a questi traumi più lievi possono insorgere complicazioni e situazioni molto più gravi come l'isolamento sociale (quindi anche andare al supermercato diventa angosciante) per paura di essere contagiati dalle persone oppure la paura ossessiva di ammalarsi e in questi casi si possono avere seri attacchi di ansia che possono sfociare anche in panico. Oppure possiamo riscontrare il disturbo post traumatico da stress che compare dopo eventi molto gravi come atti terroristici, incidenti, terremoti e in cui purtroppo, rientra anche l'epidemia da Covid-19.

I sintomi possono essere soprattutto:
- perdita di interesse
- disturbi dell'umore
- distacco dalla realtà
- insonnia
- dipendenza da alcol e droghe.

CAPITOLO 11

PERCHE' VENGONO GLI ATTACCHI DI PANICO

Un attacco di panico è un episodio improvviso di intensa paura che innesca gravi reazioni fisiche e si presenta anche quando non c'è un pericolo reale o una causa apparente, e dura circa una decina di minuti.
Perché avvengono gli attacchi di panico?
L'attacco di panico arriva senza alcun preavviso e questo è il motivo principale che innesca la paura nelle persone colpite da questa situazione. La realtà, invece, è diversa: l'attacco di panico ha sempre un fattore scatenante, anche quando non si è in grado di riconoscerlo come tale (le cause possono essere molteplici).
La causa principale è che le persone alcune interpretano alcune situazioni come fossero molto pericolose, cioè come segnali di un'improvvisa situazione molto negativa e questa interpretazione può riguardare sia sensazioni corporee che mentali

spesso innocue derivate non solo dall'ansia ma anche da altre emozioni o da stimoli di altra natura (soprattutto stress e stanchezza).

L'ansia poi a percepire in modo catastrofico le sensazioni fisiche ad essa correlate e ciò porta la persona ad allarmarsi ancora di più; questo aumento dell'ansia unito ai sintomi fisici (per esempio la difficoltà a respirare) sono un mix idoneo per la nascita di una crisi di panico)

CAPITOLO 12

COME GESTIRE GLI ATTACCHI DI PANICO

Gli attacchi di panico spesso sono molto travolgenti e presentano diversi sintomi fisici oltre che emotivi; molte persone durante una crisi di panico possono avere difficoltà a respirare, sudare abbondantemente, tremare e sentire il cuore che batte forte, addirittura in alcuni casi abbiamo persone che avvertono un senso di distacco dalla realtà circostante.
Vediamo come gestire questa problematica.

Usare la respirazione profonda
La respirazione profonda può ridurre i sintomi di panico durante un attacco, una tecnica in netta contrapposizione all'iperventilazione, che è un sintomo comune della crisi di panico.

Controllando la respirazione, si hanno meno probabilità di sperimentare l'iperventilazione che può peggiorare altri sintomi e l'attacco di panico stesso.

Bisogna concentrarsi sul fare respiri profondi dentro e fuori dalla bocca, sentendo l'aria riempire lentamente il petto e la pancia e poi lasciarli di nuovo lentamente.

Chiudere gli occhi

Alcuni attacchi di panico provengono da fattori scatenanti che travolgono le normali attività fisiologiche dell'organismo. Se ci si trova in un ambiente frenetico con molti stimoli, questo può alimentare l'attacco di panico.

Per ridurre gli stimoli esterni e buona norma chiudere gli occhi durante l'attacco di panico.

Le immagini e i suoni possono spesso intensificare un attacco di panico. Se possibile, cercare anche di trovare un posto tranquillo

Praticare la consapevolezza

Poiché gli attacchi di panico possono causare una sensazione di distacco o separazione dalla realtà bisogna concentrarsi sulle sensazioni fisiche che si conoscono, queste sensazioni specifiche ti radicano saldamente nella realtà e ti danno qualcosa di obiettivo reale e concreto su cui potersi concentrare e acquisire la consapevolezza della realtà. Quando rimani radicato in ciò che accade intorno a te, dà alla tua mente qualcosa di meglio da fare che concentrarsi sulla paura o saltare da una preoccupazione all'altra.

Tecniche di rilassamento muscolare

Le tecniche di rilassamento muscolare possono aiutare a fermare l'attacco di panico controllando il più possibile la risposta del corpo.

Rilassa consapevolmente un muscolo alla volta, iniziando con qualcosa di semplice come le dita della mano, e salire poi lungo tutto il corpo.

Ricordarsi che esso passerà

Durante un attacco di panico, può essere utile ricordare che queste sensazioni passeranno e non causeranno alcun danno fisico, per quanto spaventoso possa sembrare in quel momento. Prova a riconoscere che questo è un breve periodo di ansia concentrata e che presto finirà.

Ricordarsi sempre che la durata di un attacco di panico è di circa 10 minuti, poi i sintomi e i disturbi incominceranno a diminuire e poi definitivamente scomparire.

Immaginare un posto felice

Il posto felice di una persona dovrebbe essere un posto in cui si sentirebbe più rilassato. Il luogo specifico sarà diverso per tutti. Questo posto immaginato sarà un luogo che ci possa donare rilassamento e calma. Questa tecnica di immaginazione può essere molto utile in caso di attacco di panico.

CAPITOLO 13

TERAPIA TTC TERAPIA COGNITIVO COMPORTAMENTALE EFFICACE

In questo capitolo parleremo della Terapia cognitivo-comportamentale (TCC), che è una tecnica di psicoterapia molto utile nel trattamento dei disturbi della salute mentale, come per esempio la depressione, le fobie, il disturbo da stress post-trauma o un disturbo alimentare; in più può essere uno strumento efficace per aiutare chiunque a imparare a gestire meglio le situazioni di vita stressanti.

La terapia cognitivo comportamentale è un tipo di trattamento psicoterapeutico che aiuta le persone a imparare come identificare e modificare modelli di pensiero distruttivi o disturbanti che hanno un'influenza negativa sul comportamento e sulle emozioni.

La TCC si basa sul concetto che i tuoi pensieri, sentimenti, sensazioni fisiche e azioni sono interconnessi e che pensieri e sentimenti negativi possono intrappolarti in un circolo vizioso.

Essa mira ad aiutarti ad affrontare i problemi travolgenti in un modo più positivo suddividendoli in parti più piccole, ti viene mostrato come cambiare questi schemi negativi per migliorare il modo in cui ti senti. A differenza di altri trattamenti verbali, questa terapia si occupa dei tuoi problemi attuali, piuttosto che concentrarsi su questioni del tuo passato.

Questa terapia è molto diffusa e considerata una modalità di trattamento dimostrata valida ed efficace dal punto di vista scientifico da una considerevole e consolidata mole di ricerche empiriche di carattere internazionale.

I disturbi che possono migliorare con la TCC includono:

- Depressione
- Ansia (attacchi di panico ansia generalizzata, fobia sociale, ipocondria, fobie specifiche)
- Fobie specifiche
- Disturbi del sonno
- Problemi legati al cibo (anoressia, bulimia)
- Disturbi sessuali
- Dipendenze patologiche

- Disturbi della personalità
- Disturbo ossessivo-compulsivo
- Disturbo post-traumatico da stress

Come avviene la TCC?

Il tuo terapista ti incoraggerà a parlare dei tuoi pensieri e sentimenti e di ciò che ti preoccupa; infatti questa tecnica si concentra su problemi specifici, utilizzando un approccio orientato agli obiettivi.

La TCC in genere include questi passaggi:

- Identifica le situazioni o le condizioni preoccupanti nella tua vita. Questi possono includere problemi come una condizione medica, divorzio, dolore, rabbia o sintomi di un disturbo di salute mentale. Tu e il tuo terapeuta potreste dedicare un po' di tempo a decidere su quali problemi e obiettivi concentrarvi.

- Diventa consapevole dei tuoi pensieri, emozioni e convinzioni su questi problemi. Una volta identificati i problemi su cui lavorare, il tuo terapista ti incoraggerà a condividere i tuoi pensieri su di essi. Ciò può includere l'osservazione di ciò che dici a te stesso di un'esperienza (discorsi interiori), la tua interpretazione del significato di una situazione e le tue convinzioni su te stesso, sulle altre persone e sugli eventi. Il tuo terapista potrebbe suggerirti di tenere un diario dei tuoi pensieri.

- Identifica il pensiero negativo o impreciso. Per aiutarti a riconoscere i modelli di pensiero e comportamento che potrebbero contribuire al tuo problema, il tuo terapista potrebbe chiederti di prestare attenzione alle tue risposte fisiche, emotive e comportamentali in diverse situazioni.

- Rimodella il pensiero negativo. Il tuo terapista probabilmente ti incoraggerà a chiederti se la tua visione di una situazione si basa sui fatti o su una percezione imprecisa di quello che sta succedendo. Questo passaggio può essere difficile. Potresti avere modi di pensare da molto tempo alla tua vita e a te stesso. Con la pratica, schemi di pensiero e comportamento utili diventeranno un'abitudine e non richiederanno così tanti sforzi.

I vantaggi della TCC

La terapia cognitivo comportamentale presenta

fondamenti scientifici ed usa nelle sue applicazioni terapeutiche le medesime conoscenze della psicologia di base.

- La terapia cognitivo comportamentale è orientata allo scopo. Il terapeuta cognitivo-comportamentale lavora insieme al paziente per stabilire gli obiettivi della terapia, formulando una diagnosi e concordando con il paziente stesso un piano di trattamento che si adatti alle sue esigenze, durante i primissimi incontri. Periodicamente vengono valutati i progressi raggiunti e se c'è bisogno di intervenire con qualche cambio nell'approccio terapeutico.

- La terapia cognitivo comportamentale è pratica e concreta. Lo scopo della terapia si basa sulla risoluzione dei problemi psicologici concreti e reali, presenti in quel momento.

- La terapia cognitivo comportamentale è collaborativa. Paziente e terapeuta lavorano insieme per capire e sviluppare strategie che possano indirizzare il soggetto alla risoluzione dei propri problemi. Infatti, questa è una psicoterapia sostanzialmente basata sulla stretta collaborazione tra paziente e terapeuta per raggiungere gli scopi prefissi.

- La terapia cognitivo comportamentale è a breve termine. La sua durata va da tre mesi a massimo un anno. Le sedute di solito sono due a settimana.

CAPITOLO 14

MANOVRE, IDEE E SOLUZIONI DA ATTUARE AI PAZIENTI DA PARTE DI PROFESSIONISTI DEL SETTORE SIA A SE STESSI

Ai professionisti del settore mentale sono richieste non solo una diagnosi, una prognosi e una terapia, come a qualsiasi medico, ma anche una sorta di previsione della condotta che il paziente porrà in essere; ciò rende il rapporto con cliente diverso rispetto ai professionisti che si occupano di patologie fisiche più che mentali.

Il professionista deve avere attenzione e curiosità, disponibilità, comprensione intelligente, una certa identificazione con i problemi del paziente, capacità di tenere una giusta distanza e controllo delle proprie emozioni. In più lo psicoterapeuta deve mettere in atto manovre di intervento che permettano di sviluppare interventi basati su obiettivi prestabiliti e sulle caratteristiche specifiche del problema in questione, anziché su teorie rigide.

L'intervento terapeutico deve essere sempre efficace nel portare il soggetto in grado fronteggiare ciò che egli crede di non essere capace di fare come per esempio affrontare ed eliminare i suoi pensieri negativi.

Molto importante quasi fondamentale è il primo colloquio terapeuta-paziente, dove il professionista attraverso una sequenza di specifiche tecniche (domande strategiche, parafrasi ristrutturanti, formule evocative e le finali prescrizioni), in un processo di ricerca-intervento deve condurre entrambe le parti (paziente e terapeuta) alla scoperta congiunta del "come" il problema funziona e del "come" può essere risolto.

Il professionista e la conoscenza di noi stessi.

Una cosa molto sorprendente quanto si possa imparare parlando di te stesso, delle tue emozioni dei tuoi sentimenti e della tua storia di vita. Tutto ciò che hai vissuto e tutte le esperienze che hai fatto ti hanno condotto a ciò che sei ora. Ciò non significa necessariamente che tu sia consapevole di tutto ciò che ti porta a comportarti e ad agire come hai sempre fatto.

Molto del nostro comportamento (e della nostra tendenza a giudicarci e ad auto-sabotarci) è governato da elementi inconsci profondi e senza consapevolezza e lavoro su sé stessi potremmo finire a vivere tutta la nostra vita sotto questi influssi.

Una delle manovre più efficaci del professionista è farci conoscere noi stessi, cioè portare il paziente alla piena consapevolezza per poter affrontare ed eliminare le sue paure, e i suoi disturbi.

CAPITOLO 15

RILASSAMENTO MUSCOLARE

Il rilassamento muscolare è un metodo che aiuta ad alleviare stress e ansia e questa tecnica insegna come rilassare i muscoli attraverso un processo in due fasi. Innanzitutto, tendi sistematicamente particolari gruppi muscolari del corpo, come il collo e le spalle. Successivamente, rilasci la tensione e noti come si sentono i muscoli quando li rilassi. Questo esercizio ti aiuterà ad abbassare la tensione generale e i livelli di stress e ti aiuterà a rilassarti quando ti senti ansioso. Può anche aiutare a ridurre i problemi fisici come mal di pancia e mal di testa, oltre a migliorare il sonno.

Come fare il rilassamento muscolare

Trova un posto tranquillo e comodo dove sederti, quindi chiudi gli occhi e lascia che il tuo corpo si sciolga. Una poltrona reclinabile è l'ideale. Puoi sdraiarti, ma questo aumenterà le tue possibilità di addormentarti. Sebbene rilassarsi prima di coricarsi possa migliorare il sonno, l'obiettivo di questo esercizio è imparare a rilassarsi da svegli. Indossa abiti larghi e comodi e togli le scarpe.

Prima fase (tensione)

Il primo passo è applicare la tensione muscolare a una parte specifica del corpo. Questo passaggio è essenzialmente lo stesso indipendentemente dal gruppo muscolare che stai prendendo di mira. Per prima cosa, concentrati sul gruppo muscolare target, ad esempio la mano sinistra. Quindi, fai un respiro lento e profondo e contrae i muscoli più forte che puoi per circa 5 secondi. È importante sentire davvero la tensione nei muscoli, che può anche causare un po' di disagio o tremore. In questo caso, faresti un pugno stretto con la mano sinistra.

È facile contrarre accidentalmente altri muscoli circostanti (ad esempio la spalla o il braccio), quindi cerca di contrarre SOLO i muscoli che stai prendendo di mira. L'isolamento dei gruppi muscolari diventa più facile con la pratica.

Seconda fase (rilassamento)

Questo passaggio comporta il rapido rilassamento dei muscoli tesi. Dopo circa 5 secondi, lascia che tutta la tensione fuoriesca dai muscoli tesi. Espira mentre esegui questo passaggio. Dovresti sentire i muscoli allentarsi e fluire, mentre la tensione fluisce. È importante concentrarsi deliberatamente e notare la differenza tra la tensione e il rilassamento. Questa è la parte più importante dell'intero esercizio.

Rimani in questo stato rilassato per circa 15 secondi, quindi passa al gruppo muscolare successivo. Ripeti i passaggi di rilassamento della tensione. Dopo aver completato tutti i gruppi muscolari, prenditi del tempo per goderti il profondo stato di rilassamento.

CAPITOLO 16

LA FUNZIONE DEI FARMACI NEGLI ATTACCHI DI PANICO

Il trattamento con farmaci viene solitamente consigliato quando, nonostante una terapia psicologica, i sintomi non tendono a scomparire e quindi persistono, provocando ancora frequenti crisi di panico nel soggetto. Oppure la terapia farmacologica può affiancare la psicoterapia nei casi più gravi. I farmaci vanno sempre prescritti sempre per un lasso di tempo limitato, perché con il tempo possono dare anche gravi e indesiderati effetti negativi; le controindicazioni di questa terapia non sono poche e a volte possono essere anche gravi.

Terapie psicofarmacologiche adeguate possono intervenire e curare efficacemente le crisi di panico ed esistono diverse categorie di farmaci che vengono impiegati sia per trattare che per gestire le crisi di panico.

Una tipologia di farmaci utilizzati sono le benzodiazepine. Le benzodiazepine sono farmaci sintomatici (agiscono sui sintomi ansiosi) portando ad una rapida remissione dell'attacchi di panico. I più usati sono: Xanax (alprazolam), Ativan (lorazepam) e Klonopin (clonazepam); all'interno di questa classe farmacologica, l'alprazolam si è rivelato molto efficace nella gestione del disturbo da panico.

Il meccanismo d'azione di questa classe di farmaci consiste principalmente nell'aumentare l'interazione del neurotrasmettitore cerebrale GABA al livello dei suoi recettori. Il GABA parrebbe avere la funzione di diminuire l'eccitabilità dei neuroni. Queste molecole svolgono hanno anche un'ottima capacità di rilassamento sull'organismo.

Ma spesso, se non si sono comprese e affrontate le cause del disturbo di panico, alla sospensione del trattamento con benzodiazepine, il disturbo può ripresentarsi.

Sono inoltre farmaci che possono portare a sviluppare tolleranza e dipendenza. A livello sintomatologico un uso eccessivo di benzodiazepine può manifestarsi con: sonnolenza diurna, eccessiva sedazione e disturbi della memoria a breve termine

Per gli attacchi di panico vengono usti anche gli antidepressivi. Attualmente vengono privilegiati gli SSRI, detti "antidepressivi di nuova generazione" che, rispetto ai vecchi antidepressivi, sono meglio tollerati e presentano minori effetti collaterali.

Rientrano in sei classi farmacologie: Fluoxetina (Prozac, Fluoxerene, Fluoxetina), Fluvoxamina (Maveral, Fevarin, Dumirox), Paroxetina (Sereupin, Seroxat, Eutimil, Daparox), Sertralina (Zoloft, Tatig), Citalopram (Elopram, Seropram) ed Escitalopram (Entact, Cipralex).

Sono tutte caratterizzate da un meccanismo di azione comune; questo tipo di farmaci inibiscono, a livello dei recettori nervosi presinaptici, il riassorbimento della serotonina. In pratica, nell'arco di qualche settimana, aumenta la disponibilità della serotonina, uno dei principali neurotrasmettitori del sistema nervoso umano, negli spazi deputati alla trasmissione nervosa (sinapsi).

CAPITOLO 17

DALLA FORZA DI VOLONTA' ALL'AUTOCONTROLLO

La forza di volontà viene coinvolge una serie di diverse caratteristiche cognitive e comportamentali:

- La forza di volontà implica rimandare ciò che vuoi a breve termine per ottenere ciò che desideri a lungo termine.

- Richiede uno sforzo consapevole e spesso un investimento significativo di risorse emotive e cognitive.

- Si tratta di resistere agli impulsi, combattere le tentazioni e impiegare diverse strategie per mantenere il controllo.

L'autocontrollo è capacità controllare le nostre reazioni istintive e questa pratica è collegata sia all'autodisciplina che alla forza di volontà.

L'autocontrollo è fondamentale nel comportamento umano per raggiungere gli obiettivi e per evitare gli impulsi e/o l'emozioni che potrebbero rivelarsi negative o addirittura distruttive

Almeno una volta nella vita, è capitato a tutti di non sentirsi in grado di gestire le proprie reazioni al meglio, forse per via della stanchezza, dell'ansia, dello stress o della rabbia. Esistono diverse strategie molto utili da mettere in atto le quali riescono a potenziare questa importante qualità. Per educarsi al controllo, un ottimo rimedio consiste nella tecnica del rilassamento, una sorta di esercizio mentale utile a recuperare le energie ed alleggerire le tensioni

La forza di volontà e l'autocontrollo, nei casi in cui vieni travolto da diverse ansie o stress o in situazioni in cui devi mantenere la calma sono fondamentali per essere padrone di sé stessi.

CAPITOLO 18

ANTISTRESS NATURALI

Nei casi di stress e ansia possiamo trovare sollievo e rimedi nell'uso di piante mediche (erbe officinali) cioè ricorrendo alla fitoterapia.

Possiamo ricorrere a erbe officinali ed estratti vegetali adattogeni che sono in grado di indurre in un organismo uno stato aspecifico di maggiore resistenza che gli consente di contrastare i segnali di stress e adattarsi a sforzi eccessivi.

Rhodiola: pianta adattogena ansiolitica e antidepressiva

La Rhodiola è anche conosciuta anche come la radice d'oro e il suo nome scientifico è Rhodiola rosea. Appena tagliate, le radici hanno un delicato profumo di rosa. Esplica il ruolo ansiolitico e antidepressivo in due modi:

- Mantiene il cortisolo a livelli fisiologici
- Blocca la distruzione della serotonina e della

dopamina: ormoni per la motivazione e il benessere

Essa è molto indicata per lo stress, per i disturbi dell'adattamento combinati con ansia e per la depressione da lieve a moderata.

Zafferano

Lo zafferano è una pianta orientale da cui si estrae lo stigma, parte del pistillo. È stato utilizzato per scopi medici per migliaia di anni, ma anche per condire i cibi, per fare tinture e come profumo ed è indicata nel trattamento per la depressione lieve e moderata e per superare i periodi di stress.

Guaranà: per migliorare le prestazioni fisiche e intellettuali

Il nome della pianta deriva dai Guarani, una tribù degli indiani d'America che consumava il guaranà quando il cibo scarseggiava per alleviare i sentimenti di stanchezza e fame. Gli effetti positivi sono dovuti all'alto contenuto di caffeina, che è il doppio del contenuto del caffè. Il guaranà proviene dal Brasile e dalla zona che circonda l'Amazzonia. I principi attivi si trovano nei semi. Molto indicata per migliorare le capacità mentali e fisiche durante i periodi di forte stress.

Ginseng

Il ginseng viene adorato come tonico, energizzante e adattogeno e è molto utile contro lo stress. La pianta ha proprietà toniche e adattogene; essa aumenta la capacità dell'organismo di adattarsi allo stress rafforzando il sistema immunitario, endocrino e nervoso e infine migliora le capacità fisiche e mentali.

Come tutti gli adattogeni vegetali, migliora la risposta del cervello e del surrene, incrementando quindi la resistenza dell'organismo di fronte ai più diversi agenti lesivi di carattere chimico, fisico, meccanico, farmacologico e biologico. Diversi studi hanno dimostrato che il ginseng influenza l'asse ipotalamo-ipofisi aumentando il rilascio di ACTH, un ormone che induce la liberazione surrenale di cortisolo o "ormone dello stress". L'ormone cortisolo ha come principale funzione quella di attivare la sintesi del glicogeno a livello muscolare e stimolare la funzionalità del sistema immunitario.

La sua proprietà stimolante agisce su tutti i sistemi

dell'organismo umano grazie alla sua abilità di aumentare temporaneamente la funzione e l'attività in modo rapido con un conseguente miglioramento dei riflessi, accelerazione alla risposta nervosa, riduzione dell'affaticamento mentale e potenziamento la resistenza fisica, e della memoria, rendendolo indicato per chi studia o ha un'intensa attività sportiva.

Melissa

La melissa è **una delle piante medicinali più comunemente usate per alleviare lo stress.** È adatta ai momenti in cui ci si sente irrequieti e nervosi. In particolare, riesce ad agire come calmante sul sistema nervoso, e rilassante su quello muscolare. Il suo uso è particolarmente indicato, perciò, in presenza di un quadro d'irritabilità generale, insonnia causata da stanchezza eccessiva. Ottimi sono gli infusi di melissa prima di andare a dormire.